AF310493

NOTE

SUR LE

SPÉCULUM LARYNGIEN

PRÉSENTÉE A L'ACADÉMIE DES SCIENCES

PAR

LE D^r DE LABORDETTE

Chirurgien de l'hôpital de Lisieux,
Chevalier de la Légion d'Honneur.

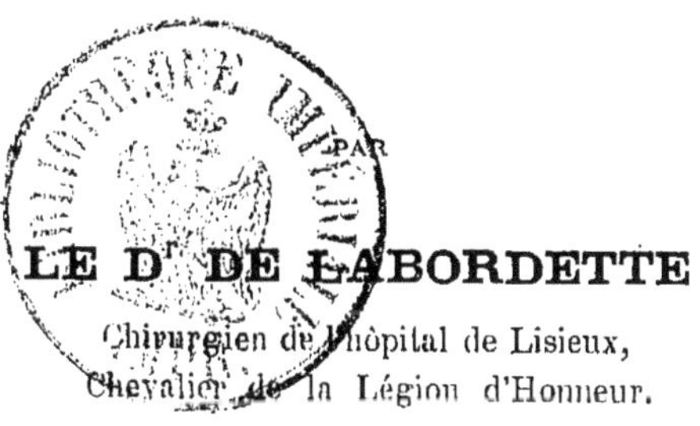

PARIS

ADRIEN DELAHAYE, LIBRAIRE-ÉDITEUR

PLACE DE L'ÉCOLE-DE-MÉDECINE.

—

1866

SPÉCULUM LARYNGIEN

ET DE SON EMPLOI

La fréquence et la gravité des maladies du larynx chez les enfants et l'impossibilité de visiter chez eux cet organe, comme on peut le faire chez les adultes à l'aide du miroir laryngoscopique, m'ont fait souvent désirer un instrument qui remplît cette lacune.

Deux difficultés se présentent : ouvrir la bouche, la maintenir ouverte, puis voir le larynx et constater les lesions de cet organe.

Le spéculum laryngien que j'ai l'honneur de présenter aujourd'hui à l'Académie des sciences me paraît répondre à ces indications diverses.

C'est un spéculum bivalve, s'ouvrant transversalement comme celui de M. Cusco, mais prenant son point d'appui en haut de la valve fixe ou supérieure, d'où un mouvement excentrique et de bascule sur lequel nous allons revenir.

Spéculum fermé.

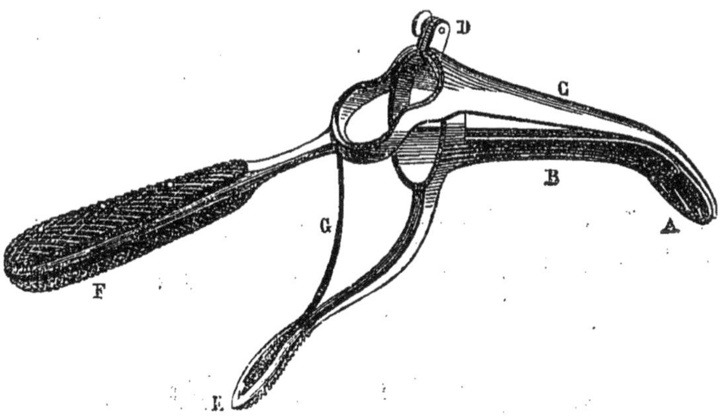

A. Miroir.
B. Valve inférieure ou antérieure.
C. Valve supérieure ou postérieure.
D. Charnière d'articulation.
E. Manche de la valve inférieure.
F. Manche de la valve postérieure.
G. Ressort fermant l'instrument.

Spéculum ouvert.

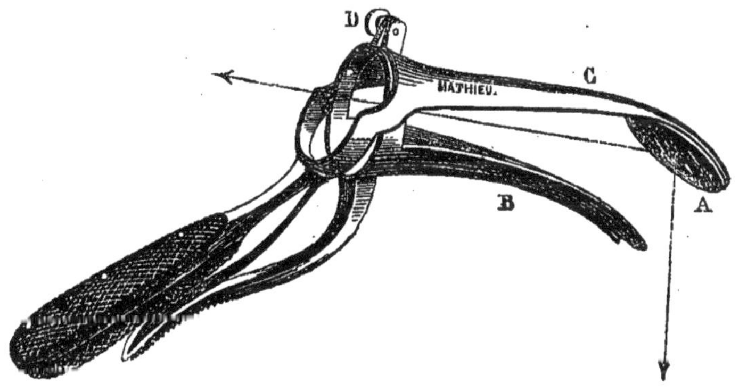

A. Miroir où se réfléchit le larynx.
B. Valve inférieure maintenant la langue abaissée.
C. Valve fixe suivant la courbure du pharynx.

La valve postérieure est disposée en courbe, de façon à suivre le voile du palais et à descendre plus ou moins profondément dans le pharynx; la valve inférieure plus courte, devant s'arrêter à la base de la langue qu'elle déprime en avant par le mouvement de bascule dont nous avons parlé, fait faire saillie à l'épiglotte; voici quel est le plan de l'instrument que j'ai fait confectionner par M. Mathieu, l'habile fabricant d'instruments de chirurgie.

Le spéculum, étant introduit dans la bouche, est poussé aussi avant que possible. La branche postérieure C descendue dans le pharynx sert de point d'appui; alors on abaisse la langue sans difficulté en faisant manœuvrer la valve antérieure B. On aperçoit immédiatement l'orifice supérieur du larynx qui se réfléchit en entier dans le miroir A placé au-dessus de lui, à la partie interne de la branche postérieure du spéculum. C'est dans ce miroir que l'on voit très-distinctement la partie postérieure de l'épiglotte, les replis aryténo-épiglottiques, le ventricule du larynx et les cordes vocales inférieures. On peut même apercevoir la trachée à travers ces dernières quand elles ne sont pas contractées.

L'examen de toutes ces parties peut être fait sans lumière artificielle, la lumière du jour suffit, et, la nuit, un faible éclairage.

Je crois devoir donner ici quelques préceptes sur la manière dont il faut se servir du spéculum laryngien. L'instrument fermé est tenu par son long manche F dans la main droite; après l'avoir plongé dans l'eau chaude, puis bien essuyé, on l'introduit dans la bouche en faisant tirer un peu la langue, puis on le pousse, en exécutant un léger mouvement de bascule aussi avant que possible dans l'arrière-gorge. Ce premier temps se fait sans effort et est facilement supporté par le malade. Quand l'instrument est bien placé, avec un doigt on abaisse la valve inférieure B, en rapprochant son manche E de celui F, que l'on tient dans la main ; alors de la main gauche on prend les deux manches rapprochés, et on peut regarder à travers l'instrument le larynx béant ; avec la main droite devenue libre, on porte dans le larynx les instruments que l'on veut employer.

J'a i dit que le spéculum devait être chauffé, voici pourquoi : c'est d'abord parce que la sensation du froid métallique est désagréable, ensuite parce que l'haleine viendrait se condenser sur le miroir et le troublerait.

Chez quelques sujets, il est difficile de prime-abord d'inspecter le larynx ; il faut les y habituer peu à peu par des introductions successives, en ayant grand soin de n'abaisser la valve inférieure que lorsqu'on est bien sûr qu'elle est arrivée au niveau de la base de la langue. Si, en ouvrant l'instrument, on s'aperçoit qu'elle n'y est pas tout à fait parvenue, il ne faut pas essayer de pousser le spéculum, il faut le retirer, le chauffer, bien l'essuyer et l'introduire plus avant. Il faut insister pour que le malade respire. C'est un point très-important ; car, lorsqu'il ne respire pas, il y a spasme de tout le pharynx, qui sécrète alors une grande quantité de mucosités qui obstruent le larynx et troublent le miroir. Toutes ces mucosités disparaissent d'ailleurs quand le malade commence à respirer ; alors on est maître de la position et on peut laisser l'instrument en place le temps que l'on juge nécessaire. J'insiste sur ces détails, parce qu'il est essentiel de les connaître. On n'éprouve pas les mêmes difficultés chez tous les sujets ; mais, comme elles peuvent se présenter dans quelques cas, j'ai voulu les signaler. Une chose que je puis affirmer, c'est l'innocuité constante de la manœuvre du spéculum ; s'il cause parfois une légère douleur, elle ne persiste jamais.

Il est bien entendu que ces introductions successives ne

sont recommandées que si on a affaire à un sujet chez lequel l'inspection du larynx n'est pas immédiatement nécessaire, car alors on agirait autrement. Le spéculum serait introduit du premier coup aussi avant que possible, et la valve inférieure immédiatement abaissée. S'il y a un peu de gêne éprouvée par le sujet, s'il a quelque peine à respirer, on laisse néanmoins l'instrument en place, et l'inspiration ne se fait pas longtemps attendre. Chez les enfants surtout, une fois l'instrument introduit, il ne faut pas le retirer ; leurs cris et leurs mouvements de larynx sont au bénéfice de l'observateur qui voit mieux pendant ces contractions successives dans l'intérieur de l'organe. Ainsi, il y a deux classes de malades chez lesquels on est appelé à se servir du spéculum : ceux qui n'ont pas besoin d'un examen immédiat et chez lesquels par conséquent on peut agir moins rapidement ; ceux au contraire dont le larynx doit être vu sans délai ; chez ceux-ci on introduit l'instrument d'emblée et on reste le temps nécessaire.

La première fois que je me suis servi du spéculum laryngien, j'avoue que je n'étais pas sans crainte à cause du volume de l'instrument et des nausées que je m'attendais à voir se produire. J'ai été vite rassuré par son application fréquente chez un grand nombre de sujets. J'attribue l'absence de nausées à ce qu'il n'y a pas de chatouillement ; c'est une pression qui s'exerce sur une grande surface à la fois. La langue, qui paraît quelquefois vouloir se révolter et repousser l'instrument, se trouve réduite sans peine à l'immobilité, quand la valve inférieure va bien jusqu'à sa base. Je ne puis trop recommander l'immobilité de la main ; cependant, comme la position du larynx n'est pas exactement la même chez tous les sujets, on est parfois obligé, pour voir, d'abaisser ou de lever le spéculum ; quand on y est parvenu, on ne doit plus bouger.

La tête du sujet sera maintenue par un aide, surtout si c'est un enfant que l'on examine.

Il y a deux modèles de l'instrument : un pour les adultes, un plus petit pour les enfants.

Et maintenant que nous avons placé l'instrument, nous avons un tube solide qui préserve en haut le voile du palais, la luette, le pharynx, en bas la langue, et à travers ce tube, on peut porter juste sur le siége du mal les topiques que l'on veut employer. S'il y a ulcération du larynx, quelque petite qu'elle soit, on peut la toucher et ne toucher qu'elle, avec un crayon de nitrate d'argent ou une petite éponge imbibée d'un caustique. Si c'est toute la muqueuse laryngienne que l'on veut cautériser, le porte-caustique suivant l'épiglotte sera poussé aussi avant que possible dans le larynx et retiré immédiatement.

Aucune partie de l'arrière-gorge ou de la langue n'aura été atteinte ; on n'aura donc plus à redouter les nausées qu'occasionnait l'introduction des instruments dans l'arrière-gorge dont ils touchaient inévitablement les parois. Quant à la cautérisation du larynx, avant mon spéculum, on ne l'a jamais faite sans léser plus ou moins gravement les organes voisins.

Voilà donc déjà deux grands problèmes résolus par le spéculum laryngien : 1° voir dans le larynx ; 2° opérer dans cet organe d'une façon sûre et facile.

M. Trousseau, dans sa clinique de l'Hôtel-Dieu, parlant de l'angine œdémateuse, dit : « Quand on cherche à se rendre compte de l'état des parties affectées, nos moyens d'investigation sont malheureusement très-insuffisants. On conçoit de quelle utilité ce serait pour arriver à cette notion do pouvoir inspecter le larynx par des moyens analogues aux divers spéculums. La laryngoscopie, lorsqu'elle aura atteint le degré de perfection qui lui manque, est sans aucun doute appelée à rendre quelques services non-seulement pour le diagnostic des affections laryngées, mais encore pour leur traitement, et en particulier pour le traitement de l'œdème de la glotte dont nous nous occupons spécialement ; car, il est hors de doute que la vue doive aider la main dans les applications topiques qui jouent ici un rôle si capital, etc. »

J'ai dit plus haut que l'on pouvait facilement cautériser le larynx. Cette pratique peut-elle être employée efficacement dans les laryngites pseudo-membraneuses ? Voici quelle est l'opinion de M. Barrier à ce sujet :

« L'efficacité de la cautérisation contre l'angine couenneuse permet de penser que cette cautérisation aurait le même succès contre le croup, si elle pouvait être appliquée aussi facilement à l'intérieur du larynx que sur les parois de la cavité buccale. »

MM. Valleix et Grisolle disent :

« Modifiez au début de l'angine couenneuse la muqueuse malade, et vous aurez la seule chance de guérir possible.

« Certaines inflammations des téguments sont souvent heureusement modifiées par des agents irritants ou caustiques qui changent le mode de vitalité des parties. Plus on porte loin la cautérisation, plus loin on décolle les fausses membranes, plus on a de chance de guérir. »

La cautérisation trouve encore un puissant appui dans les travaux de M. Loiseau.

J'ai donc essayé, avec l'aide de mon spéculum, d'arracher les fausses membranes et de cautériser la muqueuse laryngienne. J'ai voulu mettre en pratique les idées émises par nos maîtres sur la cautérisation. J'ai essayé si on pouvait réellement faire avec fruit l'écouvillement du larynx ; si dans cet organe, beaucoup plus étroit que l'arrière-gorge, et où par conséquent le gonflement des muqueuses recouvertes de fausses membranes était plus grave et menaçait de suffocation plus prochaine, on pouvait vaincre cet obstacle en modifiant l'inflammation de ces mêmes muqueuses ; en un mot, j'ai tenté de débarrasser le larynx et de le mettre dans l'état où il se trouve après l'écouvillonnement qui suit la trachéotomie.

Je vais publier les observations de sept malades que j'ai traités à l'aide du spéculum ; il y a cinq cas d'angine avec fausses membranes bien constatées et deux cas dans lesquels il n'y en avait pas.

J'ai traité tous ces malades par la cautérisation intralaryngienne. Les résultats obtenus ont été tellement étonnants que je n'ose en tirer des conclusions absolues en faveur du traitement ; il faudrait être édifié par des cas plus nombreux ; cependant il n'est pas permis, dans cette circonstance, de ne pas dire ce que j'ai fait. Je tenais à prouver qu'avec le spéculum on peut visiter le larynx malade, y découvrir parfaitement des lésions qui, jusqu'ici, n'ont pas été appréciées, et y introduire des instruments divers. Pour cela les cas que m'a fournis ma pratique, suffisent. Je désire qu'un emploi plus fréquent vienne donner la valeur réelle de la cautérisation comme modificateur de l'angine laryngée pseudo-membraneuse.

Le premier essai du spéculum laryngien, dans les hôpitaux de Paris, comme instrument de diagnostic, a été fait chez M. Desormeaux, à l'hôpital Necker.

Le malade que M. Desormeaux soumit à l'examen était atteint d'extinction de voix depuis quelque temps ; on ne pouvait visiter l'arrière-gorge de cet homme qui ne tolérait l'introduction d'aucun instrument. On avait essayé à diverses reprises sans succès le miroir laryngoscopique.

J'ai pu, du premier coup, placer le spéculum laryngien qui fut supporté par le malade. MM. Desormeaux et Léon

Labbé ont vu l'orifice supérieur du larynx, dont la muqueuse était très-rouge et gonflée. Une cautérisation fut pratiquée avec une éponge imbibée d'une solution concentrée de nitrate d'argent.

Le malade étant sorti de l'hôpital le lendemain, on n'a pu savoir si cette cautérisation a produit un bon effet. Si je cite ce fait, c'est pour faire ressortir avec quelle facilité le spéculum fut toléré par ce sujet réfractaire à tout instrument d'exploration.

OBSERVATION Ire (communiquée par M. Fauvel).

Hôpital du Havre.

« Clinique chirurgicale. M. Fauvel, chirurgien en chef, salle Saint-Gabriel, n° 4.

« Labbé (Louis), âgé de 32 ans, peintre en bâtiments, demeurant au Havre, né à Saint-Malo, malade depuis trois mois.

« Entré à l'hôpital le 5 juin 1865.

« Sorti le 14 juillet 1865.

« *Diagnostic*. Angine laryngée œdémateuse. Trachéotomie, cautérisation laryngée à l'aide du spéculum de M. de Labordette, amélioration sensible.

« D'une bonne santé, sans antécédents bronchiques héréditaires, ne toussant jamais, il fut pris il y a trois mois d'un enrouement et de toux qu'il soigna lui-même par des tisanes pectorales. »

« Jusqu'au 24 avril, c'est-à-dire pendant trois mois, la toux et l'enrouement persistèrent. Ce jour-là, respiration très-difficile et enrouement plus fort; il se décide à appeler un médecin qui conseille des frictions d'huile de croton au-devant du cou, an niveau du larynx; l'éruption qui s'ensuivit soulagea le malade, et le jeudi, 27 avril, il reprit ses travaux et alla peindre les fenêtres de la façade du sud de l'Hôtel-de-Ville, où il resta exposé toute la journée à un soleil ardent. Le malade dit avoir eu excessivement chaud, mais n'avoir pas éprouvé de refroidissement consécutif, contre lequel il eut soin d'ailleurs de se mettre en garde. Il revient le soir fort oppressé. L'oppression continua le vendredi; elle devint inquiétante le samedi, 29, jour où il appela de nouveau son médecin. Douze sangsues à la partie antérieure du cou, vers le côté gauche de l'os hyoïde, ne produisirent aucun soulagement. Douze nouvelle sangsues, *eodem loco*, restent le lendemain aussi inefficaces que celles de la veille. Je fus appelé dans l'après-midi, et, le soir, vers neuf heures, à une seconde visite, je fus témoin d'un accès si violent d'oppression qu'il me parut urgent, ainsi qu'au Dr Diosecki que j'avais fait appeler, de procéder immédiatement à la trachéotomie. L'inspiration était sifflante et extrêmement pénible, et pour l'effectuer, les muscles inspirateurs déployaient une force extrême. L'expiration paraissait se faire au contraire tout à fait librement. L'exploration de l'arrière-gorge avec le doigt ne me permit pas de découvrir manifestement les bourrelets aryténo-épiglottiques.

En examinant la partie antérieure du larynx, et en comprimant les parties latérales du cartilage thyroïde, on percevait très-nettement une fracture verticale du cartilage dans toute sa hauteur et sur la ligne médiane, bien qu'aucune cause vulnérante n'eût agi dans ce sens.

« La trachéotomie n'offrit rien de particulier. L'opération fut immédiatement suivie d'un calme complet de la respiration, et les jours suivants, à part une bronchite intercurrente de huit à dix jours, tout marchait assez bien, quoique lentement. Des antécédents syphilitiques, datant de cinq ou six ans, m'autorisèrent à recourir à un traitement spécifique, que j'instituai immédiatement (pilules de Dupuytren, 2 le soir; iodure de potassium, 1 gramme le matin), et qui a été suivi quatre mois durant.

« Quand je vis que le malade allait assez bien, j'entends tant qu'il avait sa canule, car des accès d'oppression en ayant suivi l'ablation les premières fois, le malade la garda neuf semaines, ôtant chaque jour la canule externe deux heures, et la réappliquant ensuite, pendant tout le temps que je cherchais à seconder le traitement interne soit par des insufflations de calomel ou de tannin vers le vestibule du larynx, soit par des inhalations d'eau de mer pulvérisée.

« Entré à l'hôpital le 5 juin, il ôte définitivement la canule le 24 juin, et il sorti le 14 juillet. A ce moment la respiration était pénible par moments, et principalement dans les jours hygrométriques, surtout ou plutôt exclusivement à l'inspiration. Toux croupale, crépitation thyroïdienne moins sensible, mais encore facilement appréciable.

« Le 5 septembre, Labbé était encore dans le même état; il avait essayé de travailler un peu deux ou trois heures par jour au plus; mais il lui prenait encore assez souvent des accès d'oppression, à l'inspiration surtout, accompagnés de voix croupale (rauque comme dans le croup, mais pas éteinte). Les jours humides, l'oppression l'empêchait de sortir et même de bouger. M. de Labordette vint ce jour-là au Havre, et il voulut bien examiner Labbé avec son spéculum laryngien. A plusieurs reprises j'avais déjà tenté d'user du laryngoscope pour m'éclairer dans le diagnostic et me guider dans le traitement. L'indocilité ou plutôt l'impressionnabilité du malade ne m'avait pas permis de faire cet examen fructueusement.

« Le malade supporta bien l'examen du spéculum de
M. de Labordette, qui me fît remarquer qu'indépendam-
ment de la rougeur de la muqueuse du larynx et du
gonflement des replis aryténo-épiglottiques, il se trou-
vait à la partie antérieure du ventricule du larynx, au-
dessus des cordes vocales inférieures, une sorte de petit
tubercule ulcéré constitué apparemment par un soulève-
ment de la muqueuse en ce point. Guidé par le spéculum, M. de Labordette pratiqua, séance tenante, une
cautérisation avec une éponge imbibée d'une solution
concentrée de nitrate d'argent; un spasme de la glotte
s'ensuivit et dura quelques instants. J'ai depuis cette
époque cautérisé le malade de la sorte quatre fois à
intervalles de huit ou quinze jours, ce que j'aurais re-
nouvelé bien plus souvent si le malade, craignant l'an-
goisse consécutive, ne s'y fût refusé.

« Aujourd'hui, 5 avril 1866, l'état de Labbé n'est pas
complétement satisfaisant; il éprouve même de l'oppression, surtout aux jours humides, mais la crépitation thyroïdienne a totalement disparu, et je n'ai pu retrouver
récemment le tubercule que nous avions constaté avec
M. de Labordette. La respiration est devenue beaucoup
plus facile, et je pense que, si les cautérisations eussent
été poursuivies plus activement, le malade, qui a repris
son travail, ne serait plus obligé de l'interrompre un
jour de temps à autre.

« Il s'agissait bien là d'une angine œdémateuse, avec
nécrose du cartilage thyroïde, et, chose remarquable,
cette nécrose, qui avait son signe caractéristique dans
cette fracture verticale, et dans la crépitation on ne peut
plus manifeste, a cédé totalement au traitement général
et local. »

Je ne puis m'empêcher de transcrire ici une lettre que

M. Fauvel m'adresse en m'envoyant l'observation que je viens de citer, et dans laquelle il me signale l'emploi qu'il vient de faire de mon spéculum pour extraire un corps étranger de l'œsophage :

« A l'aide de lvotre spéculum et de la pince œsophagienne, je viens, il y a deux heures, d'extraire une arête de poisson implantée à l'entrée de l'œsophage, ou plutôt sur les limites du pharynx et de l'œsophage à gauche; votre spéculum m'a véritablement rendu service. Ce fait m'a remis en mémoire pareil fait (pareille arête pareillement implantée) que j'ai observé il y a six à huit mois avec trois de mes confrères du Havre. Après de nombreux tâtonnements, nous arrivâmes, non sans peine pour nous, ni sans douleur pour la malade, à arracher l'arête avec l'index profondément introduit, et à la faire avaler à la patiente. Grâces vous soient donc rendues pour la malade de ce soir !

« Votre bien dévoué confrère,

« FAUVEL.

« 7 avril 1866. »

Je vais maintenant publier deux observations d'angine laryngée pseudo-membraneuse traitée à l'aide du spéculum laryngien et la cautérisation intra-laryngienne par M. Vauquelin, de Lisieux; puis j'en publierai cinq que j'ai recueillies dans mon service à l'hôpital et dans ma clientèle.

OBSERVATION Ire (de M. Vauquelin).

Angine laryngée pseudo-membraneuse traitée à l'aide du spéculum laryngion ; cautérisation ; guérison.

« La fille G....., de Beuvilliers, âgée de 7 ans, tempérament lymphatique, ayant eu l'année dernière, à deux reprises différentes, une fluxion de poitrine, a été atteinte, le 20 mai 1865, d'une angine couénneuse. Traitée par les vomitifs, la cautérisation avec le nitrate d'argent et la potion émétisée (40 centigrammes pour 150 grammes), cette maladie a promptement cédé, et le 25 il ne restait plus trace de fausses membranes.

« 27 mai. Invasion rapide du larynx, suffocations, voix nulle, toux sibilante. — Vomitif, potion émétisée.

« Le 28. Introduction du spéculum laryngien, qui est parfaitement subi par l'enfant, et qui permet de voir autour de la glotte des fausses membranes descendant dans le larynx. — Cautérisation locale avec une éponge imbibée de la solution de nitrate d'argent (3 grammes pour 10), vomitif.

« Le 29 et le 30. Nouvelles cautérisations, expulsion de fausses membranes.

« Le 31. Application de l'instrument en présence de M. le Dr Siredcy, médecin des hôpitaux de Paris, et de M. le Dr Fleuriot. On constate : rougeur et un peu d'œdème de la glotte ; pas de fausses membranes. — Cautérisation.

« L'amélioration dure deux jours, au bout desquels la suffocation reparaît plus intense que jamais. M. le Dr de Labordette, qui avait fait les premières cautérisations, étant absent, je fais moi-même pour la première fois, sans aucune difficulté, l'application du spéculum, et une nouvelle cautérisation très-profonde, qui a été suivie pendant huit à dix heures de crises et de suffocations continuelles ; alors il est sorti du larynx une quantité considérable de fausses membranes, et, à partir de ce moment, le mieux a été continu.

« La voix est revenue nette au bout de huit jours, et aujourd'hui, 8 juillet, l'état général est très-satisfaisant ; à partir du commencement de la maladie, l'enfant n'a pas cessé de faire usage de toniques, sirop de quinquina au vin, vin de quinquina, huile de foie de morue. »

OBSERVATION II (de M. Vauquelin).

« La fille C....., âgée de 4 ans, d'un tempérament lymphatique, habitait Paris, où elle a été prise de la coqueluche dans les premiers jours du mois de juin 1865. Le médecin qui la soignait conseilla le changement d'air, et l'enfant vint à Lisieux ; la toux continuait.

« 27 juin. Elle a été prise dans la nuit de suffocation ; c'est alors qu'on me fit appeler. A mon arrivée, l'enfant présentait tous les symptômes du croup, suffocations, voix éteinte, toux croupale, face violacée, lèvres bleuâtres ; la gorge, examinée à l'aide d'une cuiller, ne présente pas de fausses membranes. — Cautérisation sans le spéculum, portée aussi loin que possible ; vomitif, potion émétisée.

« Le lendemain 28, pas d'amélioration ; j'applique le spéculum de M. de Labordette, et je constate à la partie supérieure du larynx la présence de fausses membranes sous forme d'arborisations (cautérisation intra-laryngienne ; potion émétisée). Huit heures après, expulsion d'un tube pseudo-membraneux de 7 centimètres de longueur ; amélioration sensible ; au bout d'une heure, suffocation nouvelle, puis rejet d'un nouveau tube semblable au premier.

Le 29. Nouvelles suffocations (cautérisation) ; l'enfant s'affaiblit sensiblement (sa potion émétisée est supprimée ; sirop de quinquina au vin, bouillon) ; expectoration très-abondante de mucosités épaisses ; pas de fausses membranes.

« Le 30. Nouvelle cautérisation.

« 1er juillet. L'état de la malade a tellement empiré

que la mort paraît imminente; elle ne consent plus à prendre qu'un peu d'eau sucrée; au bout de deux jours, légère amélioration, qui continue.

« Aujourd'hui, 10 juillet, la respiration est assez libre, mais la voix reste éteinte; quant à l'état général, il est sensiblement amélioré, grâce au traitement tonique que l'enfant a consenti à reprendre depuis quelques jours. Trois semaines après, l'enfant était complétement bien. »

OBSERVATION III.

Angine laryngée pseudo-membraneuse sans fausses membranes visibles à l'arrière-gorge; guérison.

Le 28 avril, je fus appelé à Courtonne-la-Ville pour visiter une enfant de 4 ans. Cette enfant, malade depuis quelques jours, fut prise dans la nuit d'accès de suffocation; elle toussait depuis plusieurs jours, et un médecin de la localité lui avait prescrit à deux reprises différentes des vomitifs qui l'avaient un peu soulagée.

« Je trouvai à mon arrivée l'enfant assise dans son lit, ayant la face très-congestionnée et anxieuse, les lèvres bleues, la respiration très-pénible à l'inspiration; elle toussait à l'expiration, mais sa toux était voilée et parfois un peu stridente; la voix était complétement éteinte. J'examinai l'arrière-gorge avec une cuiller; je ne vis pas de fausses membranes; je plaçai alors le spéculum; dans un effort de toux que fit l'enfant après l'introduction de l'instrument, il sauta dans le spéculum un détritus de fausses membranes. Je vis alors très-distinctement que l'intérieur du larynx en était tapissé; l'éponge sèche, introduite, en ramena une assez grande quantité; elles étaient peu concrètes et très-peu adhérentes; avec une autre éponge trempée dans une solution de nitrate d'argent, je pénétrai très-profondément dans le larynx, puis je retirai le tout.

Le soir nous vîmes l'enfant avec M. le Dr Marais de Lisieux. Il y avait une amélioration sensible, la respiration était moins gênée, l'enfant avait sa connaissance et faisait entendre quelques sons. Nous prescrivîmes l'émétique. Le lendemain matin l'enfant avait rendu une grande quantité de fausses membranes, je fis une nouvelle application du spéculum devant mon confrère M. Marais.

On n'apercevait presque rien dans le larynx, je fis néanmoins une nouvelle cautérisation ; l'émétique fut cessé, l'enfant revue le lendemain allait beaucoup mieux ; elle prenait du sirop de quinquina au vin et du bouillon ; quinze jours après elle était parfaitement guérie.

OBSERVATION IV.

Angine couenneuse très-intense suivie d'angine laryngée diphtéritique traitée avec le spéculum et la cautérisation ; mort.

Ledoux, enfant du sexe masculin, âgé de cinq ans, d'une bonne constitution, vint me consulter le 15 septembre 1865. Il avait une toux qui m'inquiéta ; j'examinai sa gorge et je la trouvai tapissée d'une couche épaisse de fausses membranes. Je les raclai et fis une cautérisation. Le surlendemain son père vint me chercher me disant que son enfant étouffait, je fus immédiatemeut le voir, je le trouvai suffoquant, la voix éteinte. La sueur baignait son front et ses joues, il ne pouvait parler, j'introduisis le spéculum, je ne pus arriver à voir autre chose que le sommet de l'épiglotte.

Cet enfant avait le pharynx tellement étroit que je pouvais à peine ouvrir l'instrument j'essayai néanmoins de pénétrer dans le larynx que je supposai plein de fausses mem-

branes car la partie de l'épiglotte que je voyais était toute
blanche, je fis mal une cautérisation imparfaite. je renou-
velai pendant deux jours les mêmes tentatives mais sans
plus de succès.

L'enfant ne voulut consentir à prendre quoi que ce fût
pendant tout le temps, ni émétique, ni sirop de quinquina,
il ne prenait qu'une gorgée de cidre de temps en temps.
Il succomba au bout de quatre jours.

OBSERVATION V.

Angine laryngée diphthéritique accompagnée d'angine pharyngée
couenneuse ; cautérisation à l'aide du spéculum ; guérison.

Le 2 septembre 1865, je fus appelé à Courtonne-la-
Meurdrac, pour visiter un petit garçon de trois ans qui
avait le croup. Cet enfant était traité depuis trois jours par
l'émétique ; une cautérisation de l'arrière-gorge avait été
faite par un de mes confrères avec un crayon de nitrate
d'argent. A mon arrivée l'enfant suffoquait, j'examinai
l'arrière-gorge que je trouvai tapissée de fausses membranes, j'introduisis le spéculum et je vis le larynx re-
vêtu de diphtéries qui paraissaient se toucher au niveau
des cordes vocales supérieures. J'introduisis une éponge
sèche, je ramenai une couche épaisse de couenne et avec
une autre éponge je fis pénétrer une cautérisation très-
avant et avec la plus grande facilité.

L'enfant eut un peu de suffocation, il se mit à tousser
et expulsa une quantité de fausses membranes que je
saisis avec mon doigt dans sa bouche. Je prescrivis toutes
les deux heures une cuillerée à bouche de sirop de quinquina au vin. Je revins le voir le lendemain matin, 3, avec
M. Mathieu de Paris, l'enfant avait dormi et la respiration
était plus libre, je fis une nouvelle application du spécu-

lum, je constatai une amélioration très-sensible et une diminution notable des fausses membranes, je fis une nouvelle cautérisation.

Le 4, je retournai le voir avec M. Mathieu, qui fut très-étonné du changement survenu dans l'état de l'enfant; il respirait presque sans peine. Je n'ai pas fait d'autre cautérisation, et quinze jours après il allait tout à fait bien.

OBSERVATION VI.

Angine striduleuse avec accès de suffocation ; cautérisation à
l'aide du spéculum ; guérison.

Le 5 octobre 1865, je fus appelé en toute hâte auprès d'un enfant que j'avais vu quinze jours avant et qui était atteint d'une bronchite légère. C....., enfant du sexe masculin, âgé de 4 ans, bien portant ordinairement, fils d'un chef d'équipe de chemin de fer, fut pris, vers le milieu de septembre, d'une toux pour laquelle sa mère vint me consulter. J'auscultai la poitrine et ne trouvai rien ; je prescrivis de la tisane de fleurs pectorales, et je n'entendis plus parler de lui jusqu'au 5 octobre. Sa mère, qui avait perdu un enfant de 6 ans du croup, l'année précédente, l'avait fait vomir 4 ou 5 fois sans venir me consulter ; mais, comme l'oppression était devenue extrême, elle vint me chercher. Je trouvai l'enfant suffoquant, l'inspiration était presque impossible et sifflante ; il se soulevait sur son lit pour reprendre haleine ; les yeux étaient injectés, la face violette ; il ne parlait plus, la respiration était tantôt sifflante, tantôt étouffée. Je regardai l'arrière-gorge ; je ne vis pas de fausses membranes. J'étais accompagné de M. le Dr Fleuriot et de M. Guéret, pharmacien à Honfleur, ancien interne des hôpitaux de Paris. J'introduisis le spéculum, et nous vîmes le larynx qui était d'un rouge violacé ; la muqueuse était tellement œdématiée qu'elle bouchait la glotte. Je passai immédiatement une éponge imbibée d'une solution concentrée de nitrate d'argent; je la retirai, et une minute après, je fis une nouvelle cautérisation très-avant dans le larynx. L'enfant suffoqua un peu, mais se remit vite; il ne rejeta aucuns débris de fausses membranes, nous n'en aperçûmes d'ailleurs aucune trace. Je revis l'enfant le lendemain matin avec M. Fleuriot, et nous fûmes étonnés de l'amélioration qui s'était produite ; l'oppression était presque nulle. Nous n'eûmes pas recours à une nouvelle introduction de l'instrument, et l'enfant, que sa mère m'a souvent amené depuis, ne s'est pas ressenti de cette attaque.

<h2 style="text-align:center">OBSERVATION VII.</h2>

Angine laryngée avec une légère exsudation pseudo-membraneuse ; cautérisation ; pneumonie consécutive ; guérison.

D....., enfant du sexe masculin, âgé de 5 ans, bonne constitution, atteint d'une bronchite compliquée d'exsudations pseudo-membraneuses sur les amygdales, avait été traité par des vomitifs (ipéca et émétique) par M. le Dr Quesnel, de Lisieux. L'enfant fut pris, le 13 février 1866, d'un accès de suffocation. Mon honorable confrère, M. Quesnel, me pria d'examiner le larynx de l'enfant avec mon spéculum. Nous aperçûmes une production légère de fausses membranes occupant la partie postérieure de l'épiglotte et tapissant les cordes vocales supérieures; ces fausses membranes étaient très-faciles à enlever, et il en vint une assez grande quantité sur l'éponge avec laquelle je fis la cautérisation.

L'enfant respirait beaucoup mieux le soir, et le lendemain matin la respiration paraissait libre, mais la voix

était toujours éteinte et la toux fréquente. A l'ausculta-
tion je trouvai du râle sous-crépitant dans les deux pou-
mons, l'enfant se plaignait de douleurs de côté; il y avait
du râle sibilant dans certains points. Nous n'hésitâmes pıs
à faire appliquer un large vésicatoire dans le dos, un looch
kermétisé fut prescrit en même temps. Le lendemain mı-
tin les symptômes avaient subi une grande amélioration,
le vésicatoire ne se couvrit pas de fausses membranes, le
mieux continua les jours suivants, et le petit malade fut
guéri en dix jours. La voix est complétement revenue
Aussitôt que la pneumonie fut enrayée, nous mîmes l'enfant à l'usage du quinquina et de l'huile de foie de
morue.

OBSERVATION VIII.

Angine striduleuse guérie par une seule cautérisation.

Au mois de février 1866, je fus appelé à l'hospice la nuit
pour un enfant qui étouffait. On lui avait donné un vomitif, mais son état ne s'était pas modifié. Je pratiquai, après
avoir examiné le larynx que je trouvai seulement rouge
et tuméfié, une cautérisation avec une solution de nitrate
d'argent; le lendemain l'enfant allait bien. Je l'examinai
encore avec le spéculum, et il ne portait plus trace de
gonflement de la glotte que j'avais constaté dans la nuit.

Je ne ferai suivre ces observations d'aucune réflexion ;
je répéterai seulement ce que j'ai dit plus haut, que dans
tous ces cas j'ai vu l'état morbide du larynx que j'ai pu
pratiquer facilement les écouvillonnements et les cautérisations dans les circonstances que j'ai signalées. J'appelle
l'attention des praticiens sur ces faits.

J'ai proposé le spéculum laryngien à LL. Exc. MM. les ministres de la guerre et de l'agriculture et du commerce comme pouvant rendre des services dans les boîtes de secours pour les noyés et asphyxiés.

J'ai signalé son emploi comme devant être utile dans les divers cas d'asphyxie. Il maintient en effet la bouche ouverte, et met en contact immédiat avec l'air extérieur la partie supérieure du larynx. On peut, à travers l'instrument, chatouiller l'épiglotte et la glotte, introduire facilement un insufflateur, et faire ainsi parvenir de l'air dans le poumon. Lorsque les mouvements de bras et de thorax sont seuls employés, ils ont d'autant plus de chance de réussir à faire parvenir l'air dans le poumon qu'il y a communication directe entre la trachée et l'air à travers l'instrument.

Chez les nouveau-nés, chez les asphyxiés par le chloroforme, l'usage du spéculum me paraît devoir rendre des services.

Mon vœu le plus cher est que l'usage fréquent de cet instrument prouve son utilité dans les cas où j'ai indiqué son emploi.

A. Parent. imprimeur de la Faculté de Médecine, rue Mr le Prince, .

9 782019 278113